# DES MEILLEURS MOYENS

## POUR SE

# PRÉSERVER

## DU

# CHOLÉRA

PAR

## Le docteur FAVROT,

Ancien chirurgien des armées ;
ex-médecin du bureau de Bienfaisance et de l'État civil,
(Choléra de 1832, médaille d'honneur).

Il est plus facile de prévenir cent
maladies que d'en guérir une seule.

# PARIS

## CHEZ TOUS LES LIBRAIRES.

## 1848.

# DES MEILLEURS MOYENS

## POUR SE

# PRÉSERVER

# DU CHOLÉRA.

Paris. — Imprimerie de L. MARTINET, 3?, rue Jacob.

# DES MEILLEURS MOYENS

## POUR SE

# PRÉSERVER

## DU

# CHOLÉRA

### PAR

## Le docteur FAVROT,

Ancien chirurgien des armées,
ex-médecin du bureau de Bienfaisance et de l'État civil,
(Choléra de 1832, médaille d'honneur).

Il est plus facile de prévenir cent
maladies que d'en guérir une seule.

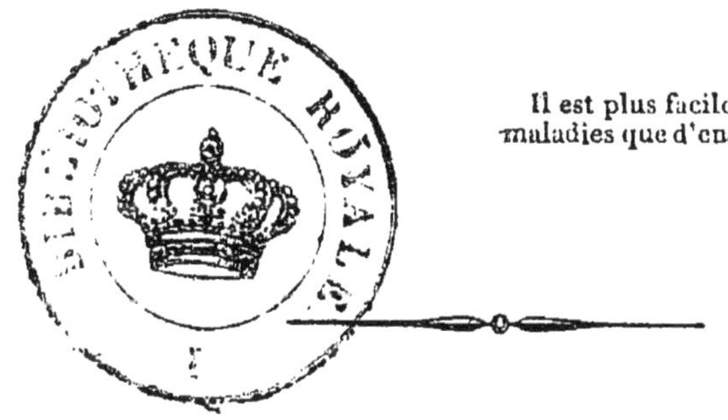



# PARIS

## CHEZ TOUS LES LIBRAIRES.

### 1848.

1847

Du Nil, dit-on, vient la peste ; du Gange naîtrait
le choléra. Si dans les émanations miasmatiques qui
planent sur les débordements annuels des deux
grands fleuves, la peste et le choléra germent et éclo-
sent ; si ces deux plus grands fléaux, après la guerre,
grandis sous les rayons d'un soleil torride, s'échap-
pent, en effet, de l'Inde et de l'Égypte, pour décimer
le vieux continent, combien sont coupables les gou-
vernements et les peuples !

A mesure que la civilisation s'infiltre dans un pays,
les hommes refoulent et anéantissent les animaux
hostiles. Leurs espèces finissent par disparaître. Ces
mêmes hommes s'accordent à penser que deux
points dans le monde recèlent des ennemis invisibles
impossibles à vaincre une fois échappés, et ils se
contentent d'envoyer à quelques observatoires des
ambassadeurs instruits pour juger des coups et des
victimes.

En vérité, n'est-ce pas une conduite à faire douter

de la raison humaine? Que dirait-on de la population d'une cité dont les magistrats, sachant que l'incendie dévore une maison du faubourg, enverraient une députation savante au centre de la ville pour étudier avec soin comment la flamme s'y communiquera et par quel procédé elle consumera les habitations et les hommes!

Or, fait-on autre chose?

Le choléra vient de l'Inde, il y naît. Vite des médecins à Moscou, vite à Odessa, à Constantinople, partout. Et remarquez-le : le fléau nous a enlevé nos familles en 1832, il vous a tué, à vous votre père, à vous votre femme, votre mère, votre sœur, tous peut-être, puis enfin nous en avons été délivrés.

Qui a-t-on envoyé pour l'épier à sa naissance, s'il tentait de reparaître? A-t-on sollicité de cette jeunesse médicale, si ardente à se dévouer, d'aller s'établir sur les bords du Gange pour observer non seulement les moyens de le combattre, mais ceux de l'empêcher de naître. Elle n'aurait demandé pour partir que du pain et la perspective d'un peu de gloire. L'on saurait aujourd'hui les conditions dont émane le choléra ; on saurait peut-être quel est cet agent mystérieux qui propage la maladie. Qui sait si l'on ne saisirait pas, en les prenant à la source, ces effluves miasmatiques qui nous apportent la mort?

Pour dire toute notre pensée, ce n'est pas la médecine qui guérira le choléra. Tous les traitements divers auront des chances diverses elles-mêmes : voilà tout.

Mais la médecine indiquera les moyens de le rayer du nombre des maladies. Le choléra disparaîtra de la surface du globe. L'agriculture et la colonisation accompliront ce prodigieux bienfait.

Pourtant le rôle du maître d'école gourmandant l'enfant qui se noie ne peut être notre fait.

Le choléra approche ; ce fait est certain. Nous visitera-t-il ? Cela n'est que trop peu douteux, malgré les assurances auxquelles ne croient pas les gens qui les donnent. Nous sommes de ceux qui pensent qu'il est plus facile de prévenir cent maladies que d'en guérir une seule. Nous avons vu le choléra de 1832 ; il ne nous a pas été besoin d'aller à Saint - Pétersbourg ou à Odessa pour suivre le fléau dans toutes ses phases, pour le voir avec tous ses degrés, depuis celui qui tue par heure, jusqu'à celui qui laisse vivre quelques jours.

Sur un champ aussi vaste d'observations que l'épidémie de 1832, nous avons étudié avec une égale attention les individus frappés du fléau mourant ou guérissant, et ceux dont la santé s'est conservée parfaite pendant toute la durée du choléra. Il ne nous paraît pas qu'au milieu des innombrables écrits enfantés sous l'impression de terreur qui frappait Paris alors, aucun observateur ait envisagé la question sous cette double face.

Préoccupés du but si désirable de sauver les

malheureux auxquels ils donnaient leurs soins , les médecins ont assez généralement négligé d'interroger la constitution, les habitudes, les affections antécédentes, l'alimentation, etc., des individus épargnés par la maladie.

Nous ne pensons pas que cette étude fût à dédaigner. En opposant ses résultats à ceux fournis par les mêmes observations faites sur les cholériques qui n'ont pas survécu, peut-être de ce choc d'idées peut-il jaillir quelques lumières destinées à éclairer le traitement préservatif ou prophylactique du choléra.

## Marche du Choléra en Asie et en Europe.

Dans l'espace de vingt années, le choléra, parti des bouches du Gange, sur les rives du golfe de Bengale, a parcouru un chemin qu'on n'estime pas à moins de deux ou trois millions de lieues carrées. En 1817 il envahit Jenova, Malacca, Java, et tue trois ou quatre cent mille habitants. En 1818 il éclate au Bengale, à Bornéo, de Calcutta à Bombay. Il traverse la mer, frappe les Moluques et l'île de France. Il s'avance vers le nord-est, étreint la Chine, l'empire des Birmans. Canton, Pékin sont décimés. Il revient à l'ouest : la Perse est ravagée. En 1821 il pénètre dans l'Arabie , il est dans les murs de Bassora et de Bagdad. Il apparaît sur les rives de la mer Caspienne , gagne la Sibérie. En

1830, pendant que les balles tuent dans Paris, le choléra tue à Saint-Pétersbourg et à Moscou. En même temps il fait sa part en Égypte.

Tous les États du nord et du centre de l'Europe sont sillonnés par son passage. L'Angleterre est atteinte en 1831 ; on meurt par milliers, en France, en 1832.

Le Nouveau-Monde ne sera pas épargné. Bientôt on le voit à New-York, au Canada, dans la Louisiane, à la Nouvelle-Orléans, à la Havane, partout.

Il n'en a pas fini avec l'Europe : 1835 le verra reparaître. Le midi de la France est de nouveau sa proie. Il se jette sur l'Italie.

Et aujourd'hui, en 1847, il est en Russie, venant de l'Inde, ayant banni de sa capitale le souverain de la Perse. Qui oserait dire qu'il n'est pas à nos portes ?

Pour démontrer combien il est important de connaître avec précision les meilleurs moyens de se préserver de la maladie, il faut voir quelle incertitude règne parmi les esprits les plus éminents du corps médical et sur la nature et sur le traitement du choléra. On comprendra alors combien sont incertaines les notions de la médecine pour arrêter dans sa marche la maladie confirmée.

Pour M. Magendie le choléra est un affaiblissement des contractions du cœur.

M. Andral en fait une maladie nerveuse des intestins.

M. Bouillaud y voit une irritation de l'estomac et des intestins.

Delpech croit le choléra sous la dépendance du système nerveux qui préside aux fonctions des viscères.

M. le docteur Foy croit à une maladie de la moelle.

M. Ochel, de Saint-Pétersbourg, conclut à une paralysie des organes de la circulation.

M. Rochoux considère le choléra comme un empoisonnement du sang par des miasmes délétères.

Beaucoup d'auteurs pensent que la maladie n'est autre chose qu'une intoxication résultant d'une modification pathologique de la bile.

Broussais en faisait une gastro-entérite.

Boisseau, Gravier en firent une gastrite suraiguë.

Pinel le regardait comme une variété de fièvre.

MM. Delaberge et Monneret, ainsi que M. Gaultier de Claubry, déduisent de leurs observations que le choléra n'est autre chose qu'une maladie nerveuse (gastralgie, névralgie) de l'estomac et des intestins, compliquée d'un flux actif à la surface de la membrane muqueuse.

Voilà avec quels éléments et en quelle connaissance de causes on s'apprête à recevoir le choléra.

Ce chaos, cette énumération de toutes les incertitudes de la science en présence de cette terrible maladie suffit pour faire juger l'importance des moyens à l'aide desquels on peut espérer de s'en préserver, tant il est vrai qu'une fois le choléra confirmé, le hasard guérit plus le mal que le médecin. Sans doute, et nous-même nous avons eu le bonheur, comme tous nos confrères du reste, de sauver quelques malades en faisant ce qui nous paraissait le plus rationnel ; mais il faut que les médecins, quels qu'ils soient, avouent que le mal qu'ils ont vaincu, ils l'ont combattu sans le connaître, et ils n'ont pas le droit d'affirmer que s'ils ont été utiles dans quelques cas, il ont pu être nuisibles dans beaucoup d'autres.

Dans un excellent article du *Dictionnaire de médecine*, M. Ferrus divise les causes du choléra.

Pour ce médecin, elles sont de deux ordres, celles qui portent directement sur les voies digestives, et celles qui agissent d'abord sur l'ensemble du système nerveux.

MM. Delaberge et Monneret, dans leur *Compendium de médecine*, récapitulant toutes les causes qu'on lui a assignées, quand il est isolé, non épidémique, *sporadique* comme on l'appelle alors, disent que, depuis les temps les plus reculés, les auteurs l'ont attribué à l'usage excessif de certains aliments, de certaines boissons. Ils ont reconnu, par exemple, que des boissons froides, prises en grande quantité quand le corps est en sueur ; que des glaces ingérées dans l'estomac immédiatement après le repas ou pendant le travail de la digestion ; que quelques viandes, la chair de poissons fumés ou altérés ; que le porc, les moules, les huîtres peu fraîches et d'une nature particulière ; que les œufs de certains poissons, tels que ceux du barbeau et du brochet ; que plusieurs substances végétales, comme les ognons, les prunes, le raisin, les abricots, les pêches, les fraises, le melon, le concombre, peuvent occasionner des accidents cholériques.

On a même admis, ajoutent ces auteurs, que certaines substances purgatives et des émétiques peuvent donner lieu au choléra. Nous croyons, qu'en semblable cas, ce sont plutôt les caractères d'un empoisonnement que ceux du choléra qu'on constate.

Des changements brusques de température, une émotion morale vive, le coït après le repas, ont déterminé quelquefois l'apparition de ce choléra isolé (sporadique).

C'est un cas de cette nature qui a été publié dernièrement dans la *Gazette des hôpitaux*, et que le journal *la Presse* a reproduit.

Indiquer ces causes, c'est prescrire de les éviter. Si elles doivent l'être en tout temps, puisqu'elles peuvent produire une sorte de choléra, il est inutile d'ajouter qu'il convient de s'y exposer bien moins encore quand le choléra est épidémique.

Bien qu'isolé, ce choléra peut parfois entraîner la mort. Il est pourtant, il faut le dire, beaucoup moins grave, en général, que le choléra épidémique.

C'est ordinairement pendant la nuit qu'il se manifeste tout à coup. Des crampes douloureuses occupent les organes du ventre, vers les régions épigastrique et ombilicale; des nausées leur succèdent bientôt, et subitement des vomissements surviennent avec une très grande fréquence, et entraînent l'expulsion de matières abondantes, qui varient, quant à leur aspect, quant à leur nature. A peine quelques heures sont-elles écoulées que tous ces phénomènes s'aggravent; les besoins d'évacuations se succèdent avec une fréquence remarquable, la cardialgie est insupportable, la contraction des muscles abdominaux est accompagnée de douleurs vives et d'une extrême anxiété; lèvres rouges, sèches, et brûlantes; langue pointue, soif vive; les matières vomies deviennent bilieuses, verdâtres, noires; les évacuations alvines sont glaireuses et filantes; elles répandent une odeur fétide, éructations, hoquet douloureux, ténesme.

Le pouls est petit, fréquent, serré; le cœur se contracte avec vitesse, la respiration est courte, la voix faible, la parole brève.

Le mal de tête, qui se montre parfois au début, est remplacé par une contraction vers les tempes. Le bruit importune le malade, qui est plongé dans un abattement profond.

Il y a des crampes qui arrachent des cris, la face est d'une pâleur mortelle, les yeux sont enfoncés dans l'orbite ; cernés en noir inférieurement et vers le nez ; la figure paraît considérablement amaigrie en peu d'instants. (Delaberge et Monneret.)

Voilà les traits les plus saisissants de cette maladie, qui se présente déjà, comme on voit, avec un ensemble de symptômes redoutables.

Dès que le moindre signe pouvant faire soupçonner le début du choléra sporadique se manifeste, le médecin doit être appelé sur-le-champ. Temporiser, comme cela n'arrive que trop souvent, en faisant prendre des boissons insignifiantes, *sous prétexte d'indigestion*, est une conduite imprudente, blâmable, qui peut causer la mort des malades.

Si nous soutenons, avec beaucoup de confrères, qu'il est plus facile de prévenir cent maladies que d'en guérir une seule, nous pouvons avancer, sans crainte d'être contredit par aucun médecin vraiment digne de ce nom, qu'une maladie qui marche est d'autant plus curable qu'elle est traitée convenablement plus près de son début.

Mais arrivons au choléra épidémique, celui sous le coup duquel nous sommes en ce moment ; celui qui a ravagé Paris en 1832.

Des excellents travaux qu'a fait naître la dernière épidémie, et de nos observations personnelles, nous allons déduire les règles hygiéniques que doivent mettre en pratique toutes les classes de la société, pour se préserver de l'invasion mortelle dont nous sommes menacés d'ici à quelque temps.

Jetons un coup d'œil d'abord sur le choléra lui-même et sur les signes qui l'annoncent. L'histoire de l'épidémie de 1832 est tout entière renfermée dans l'*Histoire du choléra de Paris* de M. Foy, le *Guide des praticiens dans le traitement du choléra* de M. Fabre l'*Instruction pratique sur le choléra*, par M. Cayol, dans les mémoires de MM. Gendrin, Guérin, Rochoux, le rapport de Double, etc.

De tous ces travaux, celui que nous considérons comme le plus important à notre point de vue, est sans contredit le mémoire de M. Jules Guérin, adressé à l'Institut de France.

M. Guérin a fait voir que le choléra grave épidémique était précédé presque constamment par des troubles de l'estomac et des intestins qui doivent appeler fortement l'attention des individus qui les éprouvent.

Neuf fois sur dix, le choléra grave ne se manifesterait qu'après une période d'incubation que M. Guérin a nommée *cholérine*. Cette période, qui durerait de sept à huit jours ordinairement, consiste dans une diarrhée légère, avec sentiment de malaise général, tendance aux sueurs froides, aux syncopes.

Cet ensemble de symptômes dû à la cause épidémique constitue un premier degré de choléra grave.

Si ce premier degré est abandonné à lui-même dans les lieux où règne l'épidémie cholérique, presque toujours il est susceptible de se convertir en choléra grave.

A coup sûr, si la prochaine épidémie vient confirmer les observations de M. Jules Guérin, et les nôtres penchent vers ce sens, aucun renseignement ne sera d'une utilité plus grande pour les familles et pour les individus, car presque neuf fois sur dix le choléra pourra être prévenu.

Mais s'il est vrai que dans un certain nombre de cas, moins fréquents peut-être que ne l'admet M. Guérin, le choléra grave est précédé de troubles significatifs, tous les médecins ont vu de ces cas de choléra foudroyant, qui saisissent les malades alors qu'ils y pensent le moins, et les enlèvent avec une rapidité incroyable. Tout le monde a vu, en 1832, des sujets bien portants le matin être des cadavres le soir.

M. Mabit a tracé ainsi le tableau frappant de ce choléra rapide, dont la mort est la suite presque inévitable.

Il saisit sans pouvoir être attribué à aucune cause.

Il sévit en toute saison, s'accompagne de douleurs atroces dans la région de l'estomac.

Les vomissements et les selles sont continuels. La matière en est aqueuse, inodore, semblable à une décoction de riz. Ces matières ne contiennent jamais de bile.

Le refroidissement est celui d'un cadavre, tandis que le malade se plaint au contraire d'une chaleur fatigante ou bien qu'il ne s'aperçoit pas du froid.

Le pouls est presque insensible ou même tout à fait nul.

Le malade est en proie à des spasmes et à des convulsions violentes, il y a des sueurs froides, la peau se colore en bleuâtre, en pourpre, en lie de vin, la face a l'aspect d'un cadavre, les yeux sont vitreux, environnés d'un cercle noir, très enfoncés dans l'orbite; les ongles sont bleus.

Les urines sont complétement supprimées.

Il tue en quelques heures ou en quelques jours.

Tous les cadavres semblent être des vieillards.


Nous avons vu quelles étaient les causes indiquées par les auteurs comme susceptibles de produire le choléra sporadique.

Toutes les recherches entreprises pour découvrir les causes spécifiques du choléra épidémique, ont été vaines jusqu'ici, et nous sommes forcés de nous en tenir à des hypothèses plus ou moins raisonnables.

Dire que le choléra est le résultat d'une influence cosmique, électro-magnétique; dire qu'il est produit par un agent morbifique, une altération *particulière* de l'air; chercher sa source dans une intoxication miasmatique, qui agit sur les organes de la digestion; l'attribuer à des animalcules vénéneux répandus dans l'atmosphère ; le faire naître, avec M. Giacomini, de l'introduction d'un corps nouveau dans l'économie, ou d'une combinaison nouvelle de principes qui agit à la manière d'un violent poison, c'est avouer que nous nous trompons avec des mots, que nous nous forgeons des hypothèses, que nous rêvons des théories plus ou moins ingénieuses ne s'appuyant sur rien de solide. C'est avouer notre ignorance.

Presque tout le monde croit à une altération de l'air. Un chimiste a analysé l'air pris dans vingt points différents de Paris en 1832, il n'y a pas trouvé de changement constatable.

En Suisse, en Pologne, à Paris, on a cru remarquer que la direction des vents et le degré de la température n'avaient pas d'influence sur la production et la marche du choléra. Ce résultat est en opposition avec l'assertion d'autres auteurs qui prétendent que la chaleur, le froid des nuits et l'humidité chaude prédisposent à la maladie.

La commission chargée d'étudier le choléra à Paris a prétendu que l'exposition des lieux ne pouvait conduire à aucune conclusion et que le genre de population et le plus ou moins d'aisance pouvait plutôt influer sur la mortalité. Des villages en France ont cependant été ravagés alors qu'à une lieue de là d'autres communes n'ont pas présenté un seul cholérique. Aucune différence n'exis-

tait entre les populations ; l'exposition des locali-
tés différait seule.

M. Bouillaud admet, avec raison, selon nous,
que la misère, les privations, l'insalubrité des
habitations, les excès de tout genre y prédispo-
saient.

Ce savant confrère a remarqué, que chez un
grand nombre d'ouvriers entrant dans les hôpitaux,
la première atteinte du mal s'est montrée à la suite
d'une *ribotte.*

Selon lui, l'infection de l'air, les alternatives de
chaleur et de froid, les aliments indigestes ou de
mauvaise qualité, l'action des purgatifs violents,
l'habitation des lieux bas et humides.

M. Delmas, dans le *Répertoire général des sciences
médicales*, croit aussi que les excès de vin peuvent
être la cause qui détermine souvent l'apparition
du choléra.

MM. Piorry et Bouillaud appellent l'attention sur
l'encombrement des individus dans des logements
étroits.

Un rapport publié dans la *Gazette des hôpitaux*,
et adressé par la Société de tempérance de New-
York, indique, sur 336 morts, 195 ivrognes, 151
buveurs plus modérés, 5 individus sobres, 2 mem-
bres de la Société de tempérance, 1 idiot et 2 individus d'habitudes ignorées.

Avant de tracer l'ensemble des moyens qui, de

l'aveu de tous les auteurs, doivent être le plus effi-
caces pour se préserver de la maladie , complétons
cet aperçu des particularités principales de l'histoire
du choléra, par l'examen d'une question de la plus
haute importance.

Le choléra peut-il se gagner par le contact ?

De tous temps il s'est rencontré, parmi les médecins , des hommes d'un courage héroïque , qui
n'ont pas craint de faire sur eux-mêmes des expériences dangereuses dans lesquelles ils exposaient
leur vie , pour résoudre des questions utiles à
l'humanité.

Le nom des généraux sculpté sur des arcs de
triomphe apprendra à la postérité que ces hommes
étaient braves et gagnaient des batailles ; le nom de
ces hommes, plus illustres encore, qui s'exposaient
à une mort horrible et à des expériences atroces, le
monde ne les connaît pas, ils ne vivent que dans le
cœur de quelques uns.

Quand on songe que plusieurs médecins ont eu
le courage de chercher à s'inoculer le choléra, comme
d'autres s'étaient inoculé la peste ! En vérité cette
impassibilité stoïque ne l'emporte-t-elle pas sur le
courage qui consiste à charger le sabre à la main ,
enivré par la poudre et la fusillade ?

On ne sait pas même le nom de ces médecins.

Citons ceux que nous avons pu découvrir ; aucune
gloire ne peut surpasser la leur.

Dans les mois de juin et juillet 1831, M. le doc-

teur Foy goûte les matières vomies par les cholériques et s'inocule leur sang.

M. Sandras et M. Veyrat répètent les mêmes
expériences.

Mais quand on parle de dévouement en médecine, il est un homme, mort depuis, dont le nom
vient à la plume. Chervin écrit au ministre une lettre
dans laquelle il propose de se soumettre à telle expérience qu'on voudra pour résoudre la question de
la contagion.

*On ne donna pas suite à sa demande.*

Aujourd'hui la presque totalité des médecins admet que le choléra est épidémique, mais non contagieux ; c'est-à-dire qu'il ne se gagne pas par le contact, mais se communique, sous l'influence de causes
inconnues, à un certain nombre d'individus ras-
semblés dans un même lieu, frappant les uns, évi-
tant les autres, sans que rien puisse désigner d'a-
vance les victimes.

Ainsi, qu'une crainte chimérique n'arrête pas les
soins à donner aux malheureux que saisira l'épidémie, si le sort voulait qu'elle vînt encore nous vi-
siter. Ceux qui entourent le malade n'ont rien à
redouter de ce fait seul qu'ils sont auprès d'un
cholérique.

Les médecins, dont le zèle infatigable avait orga-
nisé les ambulances de 1832, n'ont péri qu'en petit
nombre. Ce corps médical, si peu honoré comme il
devrait l'être, si peu protégé par les lois, toujours si

grand dans ces temps de calamité publique; ce corps médical sur lequel repose toute la société, dans les bras duquel se jette alors une nation tout entière, n'avait pas attendu, lui, que la question de la contagion fût décidée pour marcher où l'appelaient des douleurs à calmer, des malades à soulager ou à faire vivre.

Heureusement, nous le répétons, le choléra n'est pas contagieux.

## De l'ensemble des meilleurs moyens pour se préserver du Choléra.

Cet ensemble de moyens comprendra ceux qui concernent : 1° les vêtements; 2° les habitations; 3° les aliments et les boissons; 4° les habitudes; 5° l'état moral ; 6° les désinfectants.

### Des vêtements.

Il y a un préjugé fâcheux en France, qui n'existe point en Angleterre. En France on s'habille selon la saison; en Angleterre on se vêt selon la température.

Qu'importe, en effet, que l'été soit arrivé s'il fait froid encore? qu'importe qu'on soit en hiver si le thermomètre est à quinze degrés au-dessus de zéro?

Ce préjugé existe non seulement dans la classe

laborieuse, mais il est stéréotypé dans la plupart des grandes administrations publiques. A époque fixe on fait du feu, à époque fixe on cesse d'en faire.

Il y a beaucoup de gens qui ne quittent les habillements d'été ou d'hiver qu'à telle ou telle fête du calendrier ; ils seraient honteux de porter la laine au mois de juin et la toile au mois de novembre.

En temps d'épidémie, cette conduite est nuisible.

Il importe d'éviter le froid et la chaleur, et de passer brusquement de l'une à l'autre température.

Les ouvriers, surtout ceux qui travaillent au feu, les fondeurs, les forgerons, les boulangers, cuisiniers, les mécaniciens qui font usage de la vapeur, se couvriront soigneusement en quittant leurs ateliers si l'épidémie survenait pendant l'hiver.

Pendant l'été, les mineurs, les ouvriers dont les métiers s'exercent dans les caves, ne descendront pas au travail après avoir marché, et prendront soin de se couvrir avec plus de précautions qu'ils n'en prennent d'ordinaire.

Toutes les classes éviteront l'humidité chaude ou froide. Les sabots avec de la paille pour les pauvres, les chaussures épaisses pour les riches, garantiront les pieds du froid humide, qui retentit chez tant de sujets sur les organes du ventre et donnent lieu à de la diarrhée, funeste en temps de choléra.

Les états qui s'exercent dans ou sur l'eau (les

marins, les débardeurs, les blanchisseuses, etc.) demanderont plus de soins encore. Dès que le travail est terminé, ces individus doivent changer leurs habits mouillés contre des vêtements secs. Ils éviteront ainsi un refroidissement fatal.

Si l'épidémie survenait ou se continuait pendant les chaleurs, les ouvriers s'abstiendront le plus possible de travailler en plein soleil; ils s'abriteront autant qu'ils le pourront, porteront de vastes chapeaux de paille. Les gens aisés et riches sortiront de préférence avant ou après la grande chaleur. Les voitures couvertes, aérées, seront préférées aux autres.

Les riches changeront plus souvent encore de vêtements et de linge; les pauvres entretiendront les leurs avec une propreté plus grande que d'habitude; leur linge (le pauvre en a peu) sera lavé fréquemment. Il faut attacher de l'importance à l'extrême propreté des vêtements; il est démontré que les miasmes imprègnent les habits avec une facilité extrême. Des vêtements dont les étudiants se servent dans les dissections, et que quelques uns laissent dans l'amphithéâtre pour les passer au moment où ils arrivent, répandent une odeur horrible quand ils ont séjourné quelque temps au milieu des émanations cadavériques.

Tout ce qui a rapport aux vêtements, comme préservatif, peut se résumer par ce peu de mots : se vêtir selon la température, éviter l'humidité, entretenir la plus grande propreté dans tout ce qui concourt à l'habillement des deux sexes.

## Des habitations.

Il n'est permis qu'aux riches de changer facilement de lieux. Le pauvre habite où l'attache son travail.

Nul doute qu'à l'approche du fléau un grand nombre de familles opulentes n'émigrent dans leurs propriétés des départements. Selon leur exposition, cette précaution peut être sage; mais qu'une fois sorties de la ville, ces familles se gardent d'y rentrer : elles seraient, selon nous, dans des conditions d'infection plus certaines qu'avant leur départ.

On ne peut pas nier que certains quartiers de Paris ne présentent une salubrité qui l'emporte de beaucoup sur celle de quelques autres.

Ces quartiers se rencontrent à la fois sur la rive droite et sur la rive gauche.

Sur la rive droite, le quartier des Champs-Élysées, bien que voisin de la rivière, est préférable à l'intérieur même de la ville.

Sur la rive gauche, les massifs qui bordent le Luxembourg à l'ouest et au nord sont aérés et plus salubres encore.

Les faubourgs populeux Saint-Antoine, Saint-Marcel, plutôt il est vrai à cause de leur encom_brement que par leur situation, seront probablement les plus dangereux de Paris.

L'immense population des vastes pâtés compris entre la rue Saint-Honoré et les boulevards, quoique plus soigneuse d'elle-même que les faubourgs précédents, est encaissée de manière à fournir une vaste part à l'épidémie.

Dans tous ces points, les soins des habitations devront être minutieux.

La propreté des logements chez le pauvre est indispensable ; le lavage des planchers ou des carreaux est cependant une mauvaise pratique, l'eau filtre dans l'épaisseur des plafonds, séjourne, entretient l'humidité, se corrompt, délaie les matières végétales, et engendre des miasmes.

Les chambres doivent être ventilées fréquemment, les literies exposées à l'air chaque matin sans les laisser s'imprégner d'humidité, les draps changés ou lavés souvent (1).

Autant que possible, plusieurs individus doivent éviter de coucher dans le même lit, les enfants avec les vieillards, comme cela se fait chez les pauvres. Mieux vaut une botte de paille fraîche et bien sèche pour chacun que trois ou quatre individus entassés dans un même lit, mari, femme, enfants, qui s'infectent les uns les autres.

Les lits trop mous doivent être rejetés ; la plume,

_______

(1, M. Piorry attribue une large part à l'encombrement et à l'étroitesse des logements dans la production de cette maladie ; il cite les heureux effets qu'il a obtenus de la ventilation dans les salles de la Salpêtrière.

en permettant au corps de s'enfoncer profondément, accumule autour du sujet une atmosphère chaude et miasmatique qui ne peut se renouveler avec facilité.

Les maisons fraîchement construites sont dangereuses en tous temps. Combien d'individus y ont contracté des maladies terribles qui ne les ont quittés qu'à la mort !

Elles le sont plus encore en temps de choléra.

L'exposition au midi sera avantageuse en hiver, au levant en été.

Les riches fuiront les rez-de-chaussée et les appartements humides. Les pauvres logent où ils peuvent ; qu'ils fassent un peu de feu quand ils le pourront, qu'ils laissent pénétrer le soleil si la saison le permet. La bienfaisance publique doit leur venir en aide.

Les cours, les puisards et les plombs communs, doivent être nettoyés chaque jour plusieurs fois ; les lieux d'aisances tenus avec un grand soin, lavés à grandes eaux au moins trois fois par jour ; les ruisseaux qui passent dedans et devant les maisons seront facilement balayés pendant l'ouverture des bornes-fontaines.

L'autorité devrait veiller par ordonnance à ce que ces prescriptions fussent remplies exactement sous peine d'amende.

Les rues, à Paris, sont généralement tenues avec propreté. Une ordonnance de police devrait interdire, en temps d'épidémie, que des immondices fussent déposées le long des murs, des parapets, des escaliers qui conduisent au fleuve.

Les égouts doivent être surveillés avec plus de soins encore, bien que, il faut rendre cette justice à l'édilité, le zèle avec lequel toutes ces mesures sont exécutées *en tout temps* laisse peu de chose à désirer.

Dans les salles d'audience, les ateliers, les amphithéâtres, les salles de spectacle et tous les lieux de réunions publiques, les moyens d'aération doivent être multipliés et surveillés constamment.

Les agglomérations d'individus sont nuisibles. Le gouvernement pourra faire constater dans les prisons l'influence du système cellulaire sur la propagation de l'épidémie.

Les chambrées des soldats et des ouvriers, ces affreux galetas qui avoisinent la Grève, devraient être l'objet d'une attention spéciale. Les logeurs accumulent par cupidité plus d'hommes que les salles n'en peuvent contenir il devrait leur être interdit de dépasser un certain nombre par pieds carrés.

Chaque homme a besoin pour bien vivre d'une certaine quantité de mètres cubes d'air pur autour de lui. Manquer d'air équivaut à manquer de pain. C'est pis en temps de choléra.

On devrait ordonner à tous les propriétaires de faire vider dès aujourd'hui toutes les fosses de la ville, avant que l'épidémie ne sévisse. Bien que profondément situées, ce sont des foyers d'infection puissants. On peut par cette mesure les rendre moins dangereux.

En un mot, assainir Paris, les maisons, les logements, par tous les moyens possibles. Amoindrir toutes les causes de dégagement de miasmes. C'est à l'autorité à prendre l'initiative et aux citoyens de comprendre qu'il y va des intérêts de leur santé et de leur vie. Il n'en est pas de plus sérieux.

### Des aliments et des boissons.

Nous regardons les préceptes que notre expérience et nos observations vont nous dicter sur ce sujet, comme les plus importants de tous ceux que nous avons à émettre.

Tous les corps que nous introduisons dans l'estomac et dont nos organes tireront les éléments de leur propre substance, doivent nécessairement jouer un rôle immense dans la production de nos maladies.

Il n'est pas un seul homme doué de la plus minime parcelle de sens commun qui ne comprenne combien l'alimentation et les boissons doivent influer sur l'apparition du choléra.

Cette influence a été signalée de tout temps ; mais nous avancerons tout à l'heure des idées un peu en opposition avec celles adoptées généralement.

L'homme qui veut ne pas être atteint de l'épidémie doit être sobre ; mais cette sobriété est loin pour nous d'exclure une nourriture substantielle et des boissons toniques.

Ce que l'on doit redouter par dessus tout, c'est l'excès, mais non l'usage.

Il est aussi dangereux, à notre sens, de changer sa manière de se nourrir, pour se contenter du strict nécessaire, comme croient devoir le faire certaines personnes qui redoutent le plus l'infection, qu'il est nuisible de continuer à se livrer à des excès de table impunis jusque là.

Il y a plus : nous n'hésitons pas à avancer que les gens naturellement très modérés doivent généralement rechercher une nourriture un peu plus substantielle que d'ordinaire, faire un usage restreint de vin pur ou trempé d'eau, sans dépasser les bornes d'une sage réserve.

Les femmes de la classe élevée elles-mêmes doivent s'abstenir de boire de l'eau pure à leurs repas. Les viandes chargées de sucs nutritifs prises en petite quantité, un peu de vin mêlé d'eau, sont un rempart contre l'infection.

En un mot, ne pas changer sa manière de se nourrir, si ce n'est pour la rendre un peu plus tonique peut-être, telle est la règle pour la classe la plus éclairée. Ajoutons qu'en temps de choléra plus qu'en tout autre, il faut tenir un compte rigoureux des susceptibilités individuelles de chaque estomac.

Tel individu ne digère pas telle substance dont tel autre se trouve bien au contraire. L'expérience acquise quelquefois à ses dépens, doit guider chaque sujet à cet égard. Les écarts de régime sont mortels pour les gens sobres.

Mais, que ceci soit entendu de la classe laborieuse, les aliments de mauvaise qualité et les boissons alcooliques dont cette classe fait chaque semaine au moins un usage immodéré, déterminent souvent la maladie.

Que l'ouvrier qui tient à sa vie fasse trève aux excès du dimanche et du lundi ; qu'il consacre cet argent à se mieux vêtir, à donner à sa femme, à ses enfants et à lui-même une nourriture un peu plus confortable, des vêtements plus chauds et un logement plus sain.

En vain chacun citera des camarades qui ont continué la débauche du dimanche et la barrière du lundi, et qui sont là pour parler encore de 1832; ces milliers de cadavres dont il ne reste plus rien dans les cimetières ne peuvant se lever pour leur dire que l'ivresse à eux leur a coûté la vie. N'avons-nous pas vu nous-même un homme tombé d'un troisième étage se relever sans blessure ? Qui pour cela oserait s'exposer à une pareille chute ?

Tel homme que vous connaissez a résisté à ses excès; mais vous succomberez, vous, peut-être, et lui-même pourra être moins heureux dans ce temps qui s'approche.

L'abus du vin, de l'eau-de-vie, doit être compté

oomme une des causes puissantes du choléra.

Des médecins distingués des hôpitaux ont remarqué que les premiers jours de la semaine amenaient presque constamment un plus grand nombre de malades.

Que les ouvriers en croient donc ces hommes qui plus qu'eux ont acquis de l'instruction et de l'expérience.

Malheur à ceux qui n'écouteront pas ces conseils. Un grand nombre paiera de sa vie une jouissance grossière qui ne tend qu'à les rendre plus malheureux encore.

Si le choléra survenait d'ici à quelques mois, l'abus des fruits ne serait point à craindre; mais s'il tarde, qu'on se souvienne que l'usage immodéré des végétaux est ordinairement nuisible.

En somme, nourriture un peu plus substantielle que d'habitude, quelques toniques, abstinence de tout écart de régime, de tout excès. Pour la classe laborieuse, usage restreint du vin, mais jamais d'ivresse; on en meurt.

## Habitudes, manière de vivre, état moral.

Une vie réglée n'est pas plus à négliger qu'une vie sobre.

Pour ne rien exagérer pourtant, disons que ses habitudes d'ordre n'ont pas autant de valeur absolue que des habitudes de tempérance; mais elles sont certainement des plus utiles pour compléter l'ensemble des moyens les plus propres à préserver du choléra.

Dormir sept à huit heures, neuf au plus, se lever et se coucher tôt.

Éviter pendant tout le temps du choléra les travaux excessifs du cabinet et du corps, les veilles et les fatigues extrêmes.

Les ablutions doivent être fréquentes, entières, à l'eau tiède ; des bains entiers, avec des précautions contre le froid, prémunissent contre l'infection.

La propreté, si certainement utile pour les habitations et les vêtements, l'est plus pour le corps lui-même.

S'il était possible de tracer des règles s'appliquant à l'état moral des sujets, comme on peut à son gré diriger l'état physique, nous dirions que l'abstinence d'émotions, que le courage, l'absence de toute crainte, un calme parfait d'esprit, des distractions, sont des conditions excellentes à opposer à l'épidémie. Malheureusement les conseils de la médecine sont impuissants pour atteindre ce but ; la religion et la philosophie ont ici leurs rôles, ministère non moins admirable que le nôtre. Le prêtre sait le rendre plus sublime encore par la manière dont il l'exerce.

En tout cas, il faut s'efforcer de dissimuler aux gens craintifs, aux vieillards, aux femmes, à tous ceux que l'épidémie effraie, les ravages qu'elle peut causer. La prudence et l'humanité s'accordent à prescrire une telle règle de conduite.

### Des désinfectants.

De tout temps, dans la peste, pendant les épidémies, les hommes ont recherché dans les corps qui les entourent les moyens de neutraliser les influences formidables et inconnues qui portaient la maladie ou la mort parmi eux.

Les moyens désinfectants sont en très grand nombre. Quelques uns ont joui d'une vogue immense, et beaucoup de personnes ont pu leur attribuer leur préservation.

Des substances tirées tour à tour des animaux, des végétaux, du règne minéral, ont été vantées comme des amulettes mystérieuses, capables de soustraire ceux qui les portaient aux fléaux épidémiques ou contagieux.

Aujourd'hui un grand nombre de personnes ajoutent foi, et avec raison selon nous, aux effets des principaux désinfectants.

Quelques uns pourtant, dont on a usé et abusé, sont loin d'offrir les avantages que le vulgaire leur attribue.

De ce nombre sont l'ail, préservatif très douteux et fort en vogue parmi les classes peu éclairées ; le camphre, dont on a fait récemment un usage si peu justifié, à l'abri d'un nom qui eût pu devenir illustre, s'il n'était des chutes dont on ne se relève jamais; le citron, moyen à coup sûr fort innocent des propriétés qu'on lui prête.

Le chlore a surtout été mis en usage pour désinfecter en grand ; beaucoup d'expériences ont prouvé que c'était un moyen vraiment neutralisateur.

Répandu sous plusieurs formes dans les lieux publics, dans les maisons, dans les ruisseaux, les fosses, nul doute qu'il ne puisse être fort utile.

Dans le nombre des désinfectants anciens, un seul a conservé une grande renommée sous le nom bien connu de *vinaigre des quatre voleurs*.

Aujourd'hui, parmi ces moyens, il en est un qui paraît devoir l'emporter sur tous les autres comme désinfectant spécial, convenable pour porter sur soi, dans le linge, les mouchoirs, etc. : c'est une substance composée par un des chimistes les plus habiles de Paris (1). Ce liquide contiendrait des essences, du vinaigre des quatre voleurs, des aromates et de l'éther. On sait combien ce dernier médicament a acquis d'importance depuis quelque temps par les diverses communications de guérisons arrivées des différents points de la France.

Nous avons lieu de croire que la découverte de ce chimiste acquerra une valeur véritable dans l'épidémie qui s'avance. Chacun se procurera un liquide aussi énergique.

(1) Vinaigre éthéré contre le Choléra, chez M. Grand, chimiste, rue de Vaugirard, 41, à Paris.

Tel  est l'ensemble des meilleurs moyens pour se préserver du choléra. Nous ajouterons en terminant que, si, malgré leur mise en pratique, le moindre trouble du côté de l'estomac ou des intestins venait à apparaître, il faut mettre le malade à la diète immédiatement et faire sur-le-champ appeler un médecin. La perte d'une seule heure peut être funeste au malade.

FIN.